CHIRURGIA ESTETICA
IMPARIAMO A CONOSCERLA

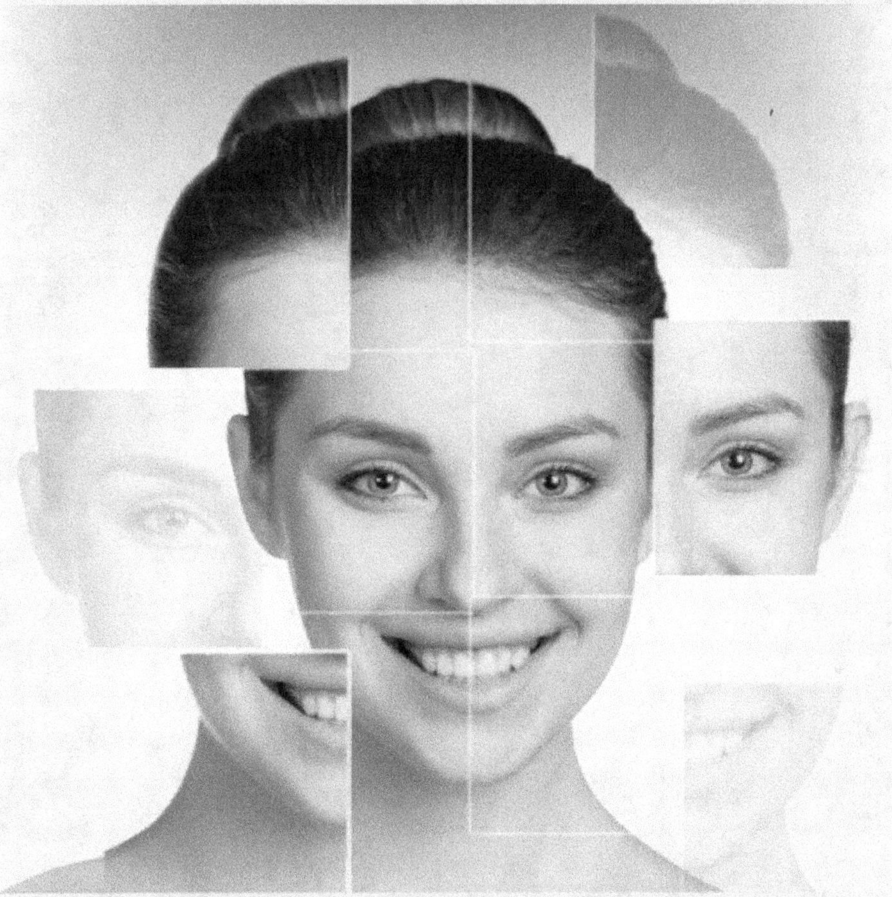

Releno Domala

Releno Domala

CHIRURGIA ESTETICA – IMPARIAMO A CONOSCERLA

UUID: 82803949-5a7c-4dcc-a9d2-cec8bb14d133

Indice dei contenuti

-
-
-
-
-
-
-
-
-
-

DISCLAIMER

Questo documento è finalizzato a fornire informazioni esatte e affidabili per quanto riguarda l'argomento e la questione trattata. La pubblicazione è venduta con l'idea che l'editore non è tenuto a rendere servizi contabili, ufficialmente autorizzati o altrimenti qualificati. Se è necessaria una consulenza, legale o professionale, dovrebbe essere richiesto ad un individuo esperto nella professione.

Le informazioni qui fornite sono dichiarate veritiere e coerenti, in quanto qualsiasi responsabilità, in termini di disattenzione o altro, da qualsiasi uso o abuso di qualsiasi politica, processo o direzione contenuti all'interno è la solitaria e totale responsabilità del lettore destinatario.

In nessuna circostanza alcuna responsabilità legale o colpa sarà tenuta contro l'editore per qualsiasi riparazione, danni o perdite monetarie dovute alle informazioni qui contenute, direttamente o indirettamente.

Le informazioni qui contenute sono offerte esclusivamente a scopo informativo, e sono universali come tali. la presentazione delle informazioni è senza contratto o qualsiasi tipo di assicurazione di garanzia.
I marchi utilizzati sono senza alcun consenso, e la pubblicazione del marchio è senza permesso o sostegno da parte del proprietario del marchio. Tutti i marchi e le marche all'interno di questo libro sono solo a scopo chiarificatore e

sono di proprietà dei proprietari stessi, non affiliati con questo documento.

2

LA FONTE DELLA GIOVINEZZA

Stai pensando alla chirurgia estetica? Forse sì, se hai un'imperfezione, come grasso in eccesso, pelle in eccesso o rughe che vuoi correggere. Per quanto la chirurgia estetica sia un'ottima soluzione, non è adatta a tutti. Quindi, la chirurgia estetica è adatta a te?

Il primo passo per determinare se la chirurgia estetica è adatta a te è esaminare i costi. Puoi permettertelo? A meno che tu non debba sottoporti a un intervento di chirurgia ricostruttiva, ad esempio per riparare una grave ustione o tagli e graffi dovuti a un incidente, la tua assicurazione sanitaria potrebbe non coprire i costi. Detto questo, assicurati di controllare. Esiste un piccolo numero di interventi estetici, come la riduzione del seno, che sono occasionalmente coperti e possibilmente per intero. Sul retro della tua tessera sanitaria dovrebbe esserci un numero di telefono. Chiama quel numero e chiedi informazioni.

Un altro segnale che indica che la chirurgia estetica potrebbe fare al caso tuo è se stai cercando di migliorare la tua salute. Anche se molte persone scelgono la chirurgia estetica solo per migliorare il proprio aspetto, ci sono alcune eccezioni. La liposuzione e il bypass gastrico possono essere utilizzati per aiutarti a raggiungere i tuoi obiettivi di perdita di peso. In genere, la liposuzione non è considerata un piano di perdita di peso, come l'intervento di bypass gastrico, poiché vengono rimossi solo circa 5-10 chili di grasso dalle aree problematiche. Se opti per un intervento di bypass gastrico o per un'altra procedura simile, puoi ridurre il rischio di complicazioni cardiache, diabete e pressione alta.

Anche la chirurgia estetica può fare al caso tuo se pensi di non avere altre opzioni. Come già detto, la liposuzione è ideale per chi ha un po' di peso e di grasso in più che desidera eliminare. Se hai provato a mangiare sano e a fare esercizio fisico, potresti pensare di non avere altre opzioni. Lo stesso vale per il rallentamento dei segni dell'invecchiamento. Se hai provato numerosi prodotti da banco per ridurre o eliminare le rughe e non hai avuto successo, potresti considerare un lifting chirurgico come la tua unica opzione. In questi casi, la chirurgia estetica è di solito la soluzione migliore.

In linea con le opzioni limitate, è anche importante esaminare la disperazione che potresti provare. Come già detto, la chirurgia estetica viene spesso utilizzata per migliorare il proprio aspetto fisico. Sebbene ti venga detto che la bellezza va oltre l'aspetto fisico, questo può avere un impatto negativo sulla tua vita. Chi è giù di morale o sente di non avere alternative è probabile che soffra di depressione, bassa autostima e scarsa fiducia in se stesso. Se ti senti così, la chirurgia estetica è qualcosa che vale la pena di prendere in considerazione.

Forse il punto più importante da prendere in considerazione è il processo di recupero. A seconda dell'intervento di chirurgia estetica a cui ti sottoporrai, il recupero può richiedere da poche ore a qualche settimana. Assicurati di determinare questo lasso di tempo in anticipo. Inoltre, quali sono le misure che dovrai adottare per prenderti cura di te stesso? Se ti sottoponi a un lifting chirurgico, potrebbe essere necessario applicare una crema idratante o antibiotica più volte al giorno. Sei in grado di ricordarti di farlo? In caso contrario, la chirurgia estetica potrebbe non essere adatta a te, poiché il processo di recupero può essere importante quanto l'intervento stesso.

In sintesi, la chirurgia estetica non è adatta a tutti. Detto questo, se vuoi migliorare la tua autostima, la tua salute e se puoi permetterti il costo di un intervento di chirurgia estetica, potrebbe fare al caso tuo. Per sapere se sei un candidato ideale, contatta uno dei centri di chirurgia estetica della tua zona o un chirurgo che gestisce il suo studio privato. Dovrai fissare un appuntamento di consulenza. Se sei un candidato ideale per l'intervento, riceverai tutte le informazioni di cui hai bisogno. Queste informazioni dovrebbero includere una spiegazione dettagliata della procedura, del processo di recupero e del costo totale.

Sempre più persone prendono in considerazione i benefici e i risultati finali della chirurgia plastica. Con i progressi della chirurgia e del modo in cui il corpo può essere modellato, è difficile non resistere al fascino del coltello e di ciò che può fare per il tuo corpo.

Sebbene il 92% di tutti i pazienti che si sottopongono a chirurgia estetica siano donne, anche gli uomini lo diventano sempre più spesso. Il tuo aspetto è importante sia nel mondo del lavoro che nella vita privata, quindi perché non prendere provvedimenti per garantire il tuo aspetto il più a lungo possibile?

Ma la chirurgia estetica non è così semplice come sembra, né lo è la decisione di sottoporsi o meno all'intervento. Per essere sicuro di prendere la decisione migliore per te stesso e per il tuo corpo, devi considerare queste procedure mediche con molta attenzione.

LA CHIRURGIA PLASTICA È ADATTA A TE?

Grazie ai progressi della tecnologia medica, nel 2012 la chirurgia plastica ha fatto apparire la società più giovane che mai. I principali interventi di chirurgia plastica possono essere portati a termine con risultati finali migliori che mai.

Uno degli aspetti migliori dei progressi della chirurgia estetica sono i tempi di recupero, che ora sono più bassi che mai. Puoi letteralmente sottoporti a un lifting il lunedì e tornare al lavoro il mercoledì o il giovedì senza che nessuno in ufficio se ne accorga.

Se stai pensando di sottoporti a un piccolo intervento, non c'è mai stato un momento migliore di questo per fare un ottimo affare con la chirurgia plastica.

Con il rallentamento dell'economia, anche i chirurghi plastici sono a rilento, il che significa che è possibile fare alcune delle migliori offerte del pianeta e mantenere un aspetto giovane molto più a lungo che in passato.

RIMANERE BELLI COME MAI PRIMA D'ORA

Tutti sono interessati a riportare indietro le lancette del tempo. Quando il corpo invecchia, la pelle inizia a cedere, la produzione di collagene rallenta e l'intero organismo inizia a mostrare che sta iniziando a rompersi e a rallentare.

Sebbene questo sia un dato di fatto della vita e del modo in cui il nostro corpo è stato progettato, questi cambiamenti contribuiscono a far sentire una persona più vecchia di quanto non sia in realtà. In alcuni casi, inoltre, chi è geneticamente predisposto a un maggiore invecchiamento può iniziare a sembrare più vecchio di quanto non sia in realtà.

Sottoponendosi a un intervento di chirurgia estetica, è possibile rassodare la pelle, rimodellarla e iniziare a rendere meno evidenti gli anni. Anche se è vero che non si possono fermare tutti i segni dell'invecchiamento, nella maggior parte dei casi potrai avere un aspetto più fresco e tonico rispetto a prima dell'intervento.

Un aspetto più giovane può essere creato in qualsiasi parte del corpo, ed è per questo che molte persone tendono a sottoporsi a più interventi nel corso della loro vita: le diverse parti del corpo, infatti, invecchiano a ritmi diversi.

CORREGGERE PICCOLE DEFORMITÀ
Alcune persone nascono con un problema estetico che deve essere corretto con la chirurgia estetica. Ad esempio, le donne che hanno un seno più grande dell'altro potrebbero desiderare di uniformarlo con una sorta di aumento.

Questi interventi possono essere semplici o complicati, a seconda della gravità della deformità. Alcuni esempi sono le orecchie sporgenti dalla testa, un capezzolo in più o un'altra parte del corpo, la ricostruzione dopo la rimozione di un tumore o una mastectomia, ecc.

Molte di queste deformità si manifestano in età precoce e possono essere corrette fin dall'inizio della vita del paziente, mentre per altre è necessario che il corpo maturi completamente prima di poterle correggere.

MIGLIORE AUTOSTIMA

Una delle ragioni più comuni che i pazienti adducono per ricorrere alla chirurgia estetica è quella di sentirsi meglio con se stessi. Anche se non si tratta di una ragione medica, può comunque essere valida. Ad esempio, se sei una donna che ha un petto più piccolo, potresti sentirti un po' meno femminile e questo può far diminuire la tua autostima.

Sebbene l'intervento chirurgico in sé non sia necessario per "rimodellare" la tua autostima, ti aiuterà a imparare ad amare di più il tuo corpo. Prendendo il controllo della tua immagine e del tuo aspetto, puoi correggere qualcosa per cui potresti essere stato ridicolizzato in passato, ad esempio.

NECESSITÀ DELLA CHIRURGIA PLASTICA

In molti casi, la chirurgia estetica non è un'opzione, ma una necessità. Gli interventi al naso per il setto nasale deviato, ad esempio, sono necessari per consentire al paziente di respirare normalmente. Sebbene l'intervento sia tecnicamente una rinoplastica, aiuta il paziente ad avere una vita più normale.

Quando le persone rimangono gravemente ustionate o ferite in incidenti, i chirurghi plastici vengono chiamati per aiutare a riparare la pelle in modo da ridurre al minimo le cicatrici e le deturpazioni. Anche se non è possibile ripristinare l'esatto aspetto che il paziente aveva prima, l'intervento di chirurgia plastica può evitare che il paziente abbia la sensazione di distinguersi troppo dagli altri che hanno un aspetto "normale".

CREDO DI MERITARMELO

Per alcune persone, il ricorso alla chirurgia estetica è una sorta di regalo a se stesse per una vita di donazioni agli altri. Le puerpere, ad esempio, aggiungono alla loro permanenza in ospedale anche l'addominoplastica, come una sorta di ritorno al corpo precedente alla gravidanza.

Un altro esempio: dopo aver perso molto peso, potresti voler sistemare alcune zone del corpo che non sono dimagrite come vorresti. In alcune donne, alcune parti del corpo non possono essere modificate con l'esercizio fisico e la dieta, quindi la chirurgia è l'unico modo per "curare" questi punti critici.

Altri "regalano" la chirurgia plastica ad altri per compleanni e altre occasioni speciali. Sebbene questa pratica sia spesso condannata, per coloro che desiderano cambiare il proprio aspetto potrebbe essere il regalo perfetto. Inoltre, se si tratta di qualcosa che aiuterà in qualche modo l'aspetto del destinatario e se questi è consapevole dei rischi, il regalo della chirurgia estetica è una scelta pratica in alcune situazioni.

PERCHÉ VUOI UN INTERVENTO DI CHIRURGIA ESTETICA?

Quello che forse non sai è che le ragioni per cui vuoi sottoporti a un intervento di chirurgia estetica sono molto importanti per il processo, dato che il tuo chirurgo ti porrà questa domanda al momento della valutazione e del consulto. Il chirurgo vuole sapere se sei seriamente interessato al processo che si svolgerà e se sei effettivamente un buon candidato.

Ecco alcune domande che dovresti porti:

- Quali sono le mie aspettative nei confronti dell'intervento?
- Sono disposto a seguire gli ordini del medico?
- Perché sto prendendo in considerazione l'intervento?
- Sono stato influenzato da qualcun altro a prendere questa decisione?
- Perché questo intervento è importante per me?
- Come credo che cambierà la mia vita dopo l'intervento?

Prenditi un po' di tempo per capire quali sono le tue motivazioni personali per l'intervento di chirurgia estetica che sceglierai. Anche in questo caso, si tratta di una decisione che devi prendere completamente da solo. Dovrai convivere con i risultati dell'intervento, quindi solo tu puoi prendere la decisione finale.

Chi pensa che la chirurgia estetica cambierà la sua vita o la sua fortuna in amore, ad esempio, probabilmente non è il candidato migliore per l'intervento. La chirurgia non cambierà la tua vita, né sarà la risposta a tutti i tuoi problemi.

Dopo tutto, la chirurgia è solo una questione di pelle.

HAI PRESO IN CONSIDERAZIONE L'IDEA DI SOTTOPORTI A UN INTERVENTO DI CHIRURGIA PLASTICA?

La domanda che la maggior parte delle persone inizia a sentirsi rivolgere una volta comunicata la decisione di sottoporsi a un intervento di chirurgia estetica è se ne hanno bisogno o meno. Sebbene non esista una risposta chiara o una risposta "giusta" a questa domanda, ci sono tre risposte individuali che possono verificarsi. Dove potresti trovarti?

NE HAI DAVVERO BISOGNO

In alcuni casi, un paziente sa con certezza cosa vuole per il proprio corpo e cosa deve fare esattamente per ottenerlo. In altri casi, invece, la persona potrebbe avere davvero bisogno dell'intervento chirurgico per poter vivere la propria vita quotidiana.

Chi si sottopone a un intervento di bypass gastrico, ad esempio, spesso perde peso così rapidamente che la pelle non riesce ad adattarsi al corpo sempre più ridotto. Questa perdita di peso è ottima per la salute del paziente, ma danneggia gravemente la sua autostima quando si vedono rimanere grandi lembi di pelle.

L'unico modo per rimuovere questi lembi di pelle è la chirurgia estetica, quindi in questi casi la risposta migliore sembra essere "sì".

In altri casi, ragioni mediche come cancro, infezioni, malattie e deformità rendono necessarie alcune procedure estetiche.

Ci sono altre persone che potrebbero aver bisogno di sottoporsi a un intervento di chirurgia estetica a causa di una condizione che ostacola la loro qualità di vita. Ad esempio, chi ha un seno troppo grande potrebbe aver bisogno di una riduzione per ridurre il mal di schiena o i problemi alle spalle.

NO, MA LO VOGLIO
Conosciuti anche come interventi di chirurgia estetica elettivi, coloro che non hanno bisogno di sottoporsi a un intervento di chirurgia estetica sono in genere un gruppo piuttosto numeroso. Per questo motivo è fondamentale che i chirurghi plastici esaminino attentamente i pazienti che visitano per un consulto.

Quando una persona non ha effettivamente bisogno dell'intervento, potrebbe non prendere i rischi e le istruzioni per la cura successiva con la dovuta serietà. In questo modo i risultati saranno inferiori a quelli attesi.

Altre persone che non hanno bisogno di un intervento di chirurgia estetica potrebbero non vedere i risultati drastici che immaginano nella loro mente. Questo può portare a un'insoddisfazione generale del proprio aspetto perché l'intervento non ha cambiato tutti i difetti.

Anche chi è più giovane può rientrare nella categoria dei "no". Poiché il corpo umano cambia e cresce durante l'adolescenza e la giovinezza, sarebbe meglio aspettare che la crescita si fermi prima di valutare la necessità di un intervento di chirurgia estetica.

I pazienti che vogliono cambiare radicalmente il proprio aspetto non sono generalmente i migliori candidati alla chirurgia estetica (hai visto Michael Jackson di recente?). Se vuoi sottoporti a più interventi per creare il corpo "perfetto", non sarai mai soddisfatto, il che potrebbe non renderti la persona migliore per sottoporti a un intervento di chirurgia plastica.

PRENDERE UNA DECISIONE

Chi è indeciso se sottoporsi o meno a un intervento di chirurgia estetica, si chiede continuamente se ha effettivamente bisogno di un intervento di chirurgia estetica per migliorare il proprio aspetto. Potrebbero esserci ottime ragioni per sottoporsi all'intervento, ma d'altro canto si rendono conto che in questo momento della loro vita potrebbero non essere i candidati migliori.

Ad esempio, i pazienti che non godono di ottima salute o che hanno un'agenda fitta di impegni potrebbero voler aspettare un momento più appropriato della loro vita.

Questi pazienti potrebbero avere in mente procedure di cui il loro corpo non ha ancora bisogno. Coloro che desiderano sottoporsi a una liposuzione potrebbero provare a seguire una dieta e a fare esercizio fisico prima di sottoporsi all'intervento vero e proprio. In fondo, potrebbero essere in grado di perdere peso e di ridurre il proprio corpo da soli.

Oppure coloro che desiderano ottenere un aspetto più giovanile potrebbero voler aspettare di essere un po' più vecchi e di mostrare effettivamente la loro età come pensano.

PRENOTIAMO UN APPUNTAMENTO

Alla fine non è il paziente a decidere se ha bisogno o meno di un intervento di chirurgia plastica: la decisione spetta al chirurgo che eseguirà l'intervento.

I medici sono diventati più attenti a selezionare i candidati migliori per l'intervento. Devono valutare non solo i risultati attesi e la soddisfazione, ma anche la probabilità che l'intervento proceda senza complicazioni.

Sedendosi con un chirurgo e discutendo dei modi in cui potrà aiutare il paziente, i due scopriranno quali sono gli obiettivi generali e come funzionerà per entrambe le parti. Il medico può illustrare i potenziali risultati dell'intervento mostrando le foto dei pazienti che ha avuto in passato e come sono andati gli interventi, ma questo non garantisce che otterrai gli stessi risultati.

Attraverso una serie di domande, il medico valuterà la necessità dell'intervento. Pur volendo ottenere il tuo consenso, la tua salute e la tua felicità sono più importanti. Allo stesso tempo, il medico potrebbe indirizzarti a un'altra persona di sua conoscenza che potrebbe essere in grado di rispondere in modo specifico alle tue preoccupazioni.

In definitiva, se un paziente riceve un "no" da un medico, probabilmente si tratta della decisione migliore per il paziente - in quel momento. Chiedi perché l'intervento non è una buona idea e se potrebbe esserlo in futuro. Dalla risposta del medico, potresti scoprire come prepararti a un intervento futuro.

Ovviamente puoi sempre trovare un chirurgo che ti dica di sì, ma spesso si tratta di medici che non si preoccupano della tua salute e dei tuoi risultati. Ecco perché è così importante capire da sola se hai effettivamente bisogno dell'intervento.

In fondo, probabilmente sai già che non hai bisogno dell'intervento, quindi perché rischiare la tua salute per qualcosa che alla fine non puoi cambiare?

LA CHIRURGIA ESTETICA È ADATTA A ME?

Così come ci sono candidati buoni e cattivi per il governo, ci sono candidati migliori per la chirurgia estetica. I medici cercano candidati sani e in grado di seguire le indicazioni fornite. Ma cercano anche persone con aspettative realistiche e che comprendano i rischi. Ecco le domande che il medico ti porrà.

QUALCOSA A CUI PENSARE

Prima e dopo l'intervento, ti verrà chiesto di fare una serie di cose, a seconda del chirurgo scelto e dell'intervento a cui ti sottoporrai. È fondamentale che tu segua alla lettera queste indicazioni perché possono aiutarti ad accelerare i tempi di guarigione e a ridurre al minimo la possibilità di infezioni e di risultati scadenti.

Se non sei in grado di seguire le indicazioni o non hai il tempo di fare le cose che il medico ti chiede di fare, potresti anche non sottoporti all'intervento. Il medico conta sul fatto che tu sia un partner dell'intervento e ha bisogno che tu ti prenda cura di te stesso secondo le sue istruzioni.

SIAMO ONESTI

L'onestà non sembra una caratteristica che ti rende un candidato forte per l'intervento chirurgico, ma se non sei onesto, non solo puoi mettere a rischio la tua salute, ma potresti anche ridurre i risultati che puoi aspettarti.

Ad esempio, se hai in circolo farmaci, integratori o droghe illegali, il medico dovrà saperlo. Anche i farmaci a base di erbe possono influenzare la velocità di coagulazione del sangue, un fattore molto importante quando si deve affrontare un intervento chirurgico.

Se non sei disposto a essere onesto con il tuo medico durante questo processo, potresti mettere a rischio la tua vita. Il medico dovrà conoscere nel dettaglio il tuo consumo di farmaci, i tuoi livelli di attività e la tua dieta. Anche se potresti sentirti a disagio a parlare di questo tipo di cose, questa è la parte più importante del processo di preparazione.

QUALI SONO LE TUE ASPETTATIVE?

Questo è il punto cruciale per chi vuole sottoporsi a un intervento di chirurgia estetica. Devi avere delle aspettative realistiche nei confronti dell'intervento. È probabile che non sarai mai perfetto e impeccabile, ma l'intervento migliorerà significativamente la tua vita e il tuo aspetto.

Avendo una serie di aspettative ragionevoli, non solo sarai soddisfatto dei risultati ottenuti, ma sarai anche felice della tua decisione.

Tieni presente che:
- Nessun intervento chirurgico è uguale per tutti
- Nessuno ha un aspetto perfetto e la chirurgia estetica non ti renderà perfetto
- Nessun intervento chirurgico cambierà la tua vita

Creando nella tua mente un'idea realistica dei risultati che puoi aspettarti, ti renderai conto che i cambiamenti che hai fatto sono in una direzione positiva e che non solo accentuano l'aspetto che hai già, ma ti aiuteranno anche a mantenere la persona che eri prima.

Se hai aspettative irrealistiche, non solo rimarrai deluso dai risultati, ma potresti anche avere problemi a seguire le istruzioni post operatorie che sono fondamentali per la tua salute e per i risultati che desideri.

Renditi conto che anche se la chirurgia plastica può essere fatta bene, non sarà mai esattamente come l'avevi immaginata.

SEI IN BUONA SALUTE?

Un corpo in forma e in salute è in grado di affrontare l'intervento con problemi minimi.

Idealmente, i candidati alla chirurgia estetica dovrebbero

- avere un'età compresa tra i 25 e i 45 anni
- Essere non fumatori
- Non devono assumere droghe illegali
- avere un peso medio
- Non avere problemi cardiaci
- Non avere problemi di circolazione
- Essere esenti dalla maggior parte delle allergie

Se il tuo corpo è in forma, sarà in grado di gestire lo stress dell'intervento e di guarire più rapidamente. Ad esempio, chi soffre di diabete avrà più difficoltà a guarire da un intervento chirurgico perché la circolazione non è così efficiente.

Il fumo provoca danni alle cellule e ai polmoni. Se devi sottoporti all'anestesia, questo può rendere più difficile l'ossigenazione del corpo durante l'intervento, aumentando il rischio di complicazioni. Inoltre, quando il tubo respiratorio viene rimosso, i pazienti che sono anche fumatori tendono ad avere un rischio maggiore di infezioni e di coaguli nei polmoni.

L'ideale sarebbe non fumare o smettere il prima possibile prima dell'intervento.

Dovresti inoltre essere esente da infezioni il giorno dell'intervento e nei giorni precedenti. Se ti accorgi di essere malato o di avere la febbre, fallo sapere al medico e molto probabilmente l'intervento verrà rimandato.

Il paziente deve anche consumare pasti equilibrati per alimentare il proprio corpo in modo appropriato e sostenere il sistema immunitario e il processo di guarigione.

QUALI SONO I RISCHI CONNESSI?

Molti pazienti pensano che, poiché la maggior parte degli interventi di chirurgia estetica non sono esattamente necessari, non siano pericolosi. Questo non è affatto vero. Ogni volta che si incide il corpo di qualcuno, lo si espone alla possibilità di infezioni, cicatrici e persino alla morte.

Ecco alcuni degli altri rischi associati alla chirurgia plastica:

- Gonfiore
- Ecchimosi
- Coaguli di sangue nelle gambe o nei polmoni
- Perdita di sangue
- Sfigurazione
- Reazioni all'anestesia
- Dolore estremo
- Edema
- Shock

Prima di sottoporti a un intervento chirurgico, devi essere consapevole di tutti i potenziali problemi che potrebbero verificarsi. Ora, ci sono buone probabilità che tu non abbia problemi - e più sei in salute, più questo rischio si riduce - ma devi comunque essere consapevole. Soppesando i rischi e i benefici, potrai decidere se l'intervento è davvero adatto a te.

Quando riceverai l'elenco dei rischi associati all'intervento, dovrai chiedere al medico di chiarire tutto ciò che non ti è chiaro e la probabilità di ogni potenziale complicazione.

TROVARE IL MIGLIOR CHIRURGO PLASTICO A TUA DISPOSIZIONE

Il tuo corpo dovrebbe essere protetto in ogni fase del processo di chirurgia estetica, ma pur sapendo questo, non è sempre chiaro come possiamo proteggerci quando si tratta di scegliere il nostro medico.

La scelta del chirurgo estetico è un processo difficile, ma dovrebbe esserlo. Quando vuoi ottenere i migliori risultati e minimizzare i rischi, devi sapere che il tuo corpo è nelle migliori mani (letteralmente e figurativamente) possibili.

Alcune risorse per trovare la tua lista iniziale di potenziali candidati includono:

- Amici e familiari
Se qualcuno ha già subito un intervento di chirurgia plastica, perché non chiedergli chi gli piace e cosa ha sentito dire sui medici da cui stare alla larga?

- La tua assicurazione sanitaria
Anche se la maggior parte delle compagnie di assicurazione sanitaria non pagherà gli interventi di chirurgia estetica ritenuti non necessari, coloro che sono elencati nel tuo piano

di assistenza sono stati controllati e approvati dalla tua compagnia sanitaria.

- Il tuo medico di base
Rivolgiti al tuo medico di base per vedere chi ti consiglia per il tuo intervento.

- Siti web
Più spesso che mai, i chirurghi sono elencati nei siti web degli ospedali della tua zona, insieme al loro curriculum e alle loro credenziali. Questo ti aiuterà a capire chi è presente nella tua zona.

- Gli ospedali
Puoi anche telefonare agli ospedali della zona per vedere se c'è un chirurgo più richiesto di altri.

- Infermieri, soprattutto quelli della sala operatoria
Dato che sono gli infermieri che vedono i chirurghi tutti i giorni, potresti chiedere a loro di vedere chi ti consigliano. Chiama un ospedale per parlare con il supervisore infermieristico e poi con un infermiere di sala operatoria.

Una volta ottenuta una lista di candidati, dovrai condensare questa lista nei migliori candidati possibili. Prima di tutto, controlla le loro credenziali con un controllo dei precedenti e una telefonata all'ordine dei medici locale. Anche se questo sembra un po' superfluo, molti medici esercitano senza una licenza in corso, quindi devi controllare due volte che le certificazioni del tuo medico siano aggiornate e pronte ad aiutarti.

Dovrai anche cercare i curricula dei chirurghi che stai prendendo in considerazione. Cerca di vedere dove hanno esercitato la professione e se hanno lavorato nello studio attuale per un po' di tempo. Devi verificare se il chirurgo è stabile e costante nel suo curriculum lavorativo, in quanto un curriculum discontinuo potrebbe essere un segno di precedenti cause legali o di problemi disciplinari.

Inoltre, scopri dove possono esercitare la professione. Spesso i chirurghi lavorano presso la propria struttura chirurgica o sono affiliati a un ospedale, o a entrambi.

DOMANDE DA PORRE

Una volta scelti alcuni medici che ti sembrano ragionevoli, è il momento di fissare dei consulti. Queste visite sono generalmente gratuite o prevedono un ticket minimo in base alla tua assicurazione sanitaria.

Durante questi appuntamenti, chiedi di vedere le foto di pazienti soddisfatti che si sono sottoposti agli stessi interventi che desideri effettuare. In questo modo potrai farti un'idea generale del tipo di stile chirurgico del chirurgo e di quello che potrai aspettarti.

Inoltre, dovresti chiedere informazioni sul tasso di successo, sul tasso di infezioni e sul tasso di morbilità attuale. Anche se queste sono domande difficili da fare, devi essere sicuro di non rivolgerti a qualcuno che ha problemi a mantenere in salute i propri pazienti.

Dovrai anche chiedere quali sono i tempi di recupero e cosa puoi aspettarti in termini di intervento, livelli di dolore e velocità di guarigione. Questo ti aiuterà a capire le loro opinioni basate sulla visita.

Nella maggior parte dei casi, il medico ti visiterà durante questa visita. Dovresti essere sincero su ciò che vuoi che venga sistemato e su come vedi il tuo corpo alla fine dell'intervento. In questo modo il medico capirà cosa ti serve e potrà decidere se è la persona migliore per questo lavoro.

Se puoi, cerca di contattare i pazienti precedenti per vedere quanto sono soddisfatti. Non affidarti necessariamente agli opuscoli e alle pubblicità dello studio del chirurgo. Prova a parlare con persone reali delle loro esperienze con questo chirurgo.

Altri aspetti da ricercare in un chirurgo sono:

- Cordialità
Se ti senti a tuo agio con un medico, è più probabile che si instauri un dialogo aperto che ti aiuti a ottenere ciò che desideri e a calmare le tue paure.

- Pazienza con le tue domande
Vuoi un medico che sia disposto a rispondere alle tue domande e a farti sentire a tuo agio.

- Atteggiamento non invadente

Alcuni chirurghi vogliono farti sentire come se dovessi fare più interventi. Non lavorare con un chirurgo che ti faccia sentire come se dovessi sottoporti a procedure aggiuntive e non necessarie. Alcune potrebbero essere necessarie, ed è per questo che vuoi rivolgerti a più medici per sentire diversi pareri e capire a chi credere.

- Uno staff compassionevole

Dato che avrai a che fare anche con gli impiegati e gli infermieri, devi essere certo che anche loro ti facciano sentire a tuo agio.

Durante l'appuntamento dovrai anche parlare del piano di pagamento e di un preventivo del lavoro che vuoi fare. In questo modo, se la tua assicurazione non ti aiuterà, potrai iniziare a negoziare un piano di finanziamento, se disponibile.

Alla fine, fidati del tuo intuito quando si tratta di scegliere il tuo medico. Se non ti senti a tuo agio o se hai la sensazione che qualcosa non vada, cerca di trovare un altro medico. Ci sono buone probabilità che la tua intuizione sia giusta.

CHIRURGIA ESTETICA DEL VISO

Il viso è la prima cosa che si vede quando si incontra una persona. Naturalmente, questa parte del corpo riceve più attenzione di qualsiasi altra quando si parla di chirurgia plastica. Per conoscere le varie procedure disponibili, ecco le cinque principali, cosa comportano e cosa possono fare per te.

LIFT DEGLI OCCHI

Conosciuto anche come blefaroplastica, il lifting agli occhi aiuta a levigare la pelle cadente che circonda l'occhio, sia sopra che sotto l'occhio stesso. Ciò contribuirà a dare agli occhi un aspetto più riposato e sveglio, senza cicatrici e senza un recupero doloroso.

Quando il paziente è sotto anestesia, la palpebra dell'occhio viene tagliata, proprio all'altezza della piega, per rimuovere una piccola porzione della palpebra stessa. Le linee di incisione saranno ben nascoste all'interno della struttura ossea naturale dell'orbita, quindi nessuno potrà vedere nulla. Dopo che la pelle è stata tagliata via, i bordi della pelle rimanente vengono cuciti insieme per aiutare a sollevare l'occhio, da cui il nome.

Nella parte inferiore dell'occhio, viene praticata una piccola incisione nelle borse sotto gli occhi e la procedura funziona in modo molto simile.

Le incisioni vere e proprie verranno coperte con del nastro adesivo alla fine dell'intervento e, anche se all'inizio ci saranno lividi e arrossamenti, il tempo di guarigione è generalmente abbastanza veloce.

LIFTING DEL VISO

Se desideri un approccio più radicale che sollevi l'intero viso, il lifting facciale è quello che fa per te. Effettuando piccole incisioni intorno all'attaccatura dei capelli e alle orecchie, la pelle viene tirata più strettamente intorno al viso, facendo scomparire le linee sottili e le rughe e facendo apparire la pelle molto più compatta.

Il chirurgo potrebbe anche praticare un'incisione più grande appena sotto le orecchie e poi staccare la pelle dal cranio per rimuovere parte della pelle in eccesso che un tempo era attaccata all'attaccatura dei capelli. In seguito, i due lembi di pelle vengono cuciti insieme per creare un viso più compatto.

Per migliorare l'aspetto del lifting, il chirurgo potrebbe consigliare degli impianti nelle guance o nel mento per creare un viso più definito e giovane.

Le cicatrici sono minime e le incisioni sono minime, quindi il tempo di guarigione è breve e spesso si tratta di poche settimane.

IMPIANTI DI MENTO E GUANCE

Per definire ulteriormente il tuo viso e renderlo più spigoloso, potresti scegliere le protesi al mento e alle guance. Si tratta di pezzi di silicone che vengono fatti scivolare sotto la pelle per dare l'aspetto di una struttura ossea dove al momento potresti non averla.

Sono disponibili in diverse dimensioni e forme per rendere l'effetto il più naturale possibile. Le protesi per gli zigomi vengono inserite in una tasca di pelle e grasso proprio tra l'osso dello zigomo e la pelle con una piccola incisione nella guancia, mentre le protesi per il mento vengono inserite attraverso una piccola incisione nella parte inferiore del mento per ridurre al minimo le cicatrici.

RINOPLASTICA

Una delle procedure estetiche più popolari è la rinoplastica. Con questa procedura è possibile correggere una protuberanza del naso o un setto deviato che potrebbe causare problemi di respirazione.

La maggior parte delle persone desidera eliminare le protuberanze o le creste presenti sul naso, magari dovute a lesioni precedenti o semplicemente alla genetica.

Il chirurgo farà una piccola incisione nelle narici o tra di esse per ridurre al minimo le cicatrici e i tempi di recupero. La pelle verrà sollevata leggermente per poter accedere alla struttura sottostante. In questa incisione verranno inseriti degli strumenti che rimuoveranno lentamente l'osso e la cartilagine in eccesso fino a creare la forma corretta.

Se il setto è deviato, viene spinto al suo posto.

L'incisione viene ricucita e l'intervento è concluso.

CHIRURGIA ESTETICA DELLA PELLE

Molte persone non si rendono conto che la chirurgia estetica del viso può non essere molto invasiva, ma può essere molto efficace per riportare indietro le lancette del tempo. In genere esistono tre diversi livelli di chirurgia estetica della pelle:

- Dermoabrasione
- Microdermoabrasione
- Peeling chimici

La dermoabrasione utilizza piccole particelle per eliminare le cellule morte e opache della pelle del viso e, se vuoi, del resto del corpo. Questo trattamento deve essere eseguito solo da un professionista autorizzato ed esperto, poiché le particelle più grandi possono causare danni se non vengono applicate nel modo corretto. La microdermoabrasione utilizza particelle più piccole e spesso può essere eseguita a casa tua con un kit casalingo.

I peeling chimici possono essere un po' più complicati perché spesso non sono ben tollerati da chi ha la pelle sensibile. Tuttavia, essi funzionano utilizzando sostanze chimiche per eliminare lo strato esterno della pelle e rivelare una pelle giovane e nuova.

Ma la chirurgia estetica più popolare è quella per via parenterale: Botox, Restylane e collagene. Il botox è una forma di botulino che aiuta ad attenuare l'aspetto di linee e rughe paralizzando i muscoli che le trattengono. Funziona per un certo numero di mesi prima di dover essere ritoccato, meno spesso in alcuni pazienti. Assicurati di affidarti a un professionista qualificato, perché chi non è addestrato può esagerare con la procedura e perdere la capacità di fare espressioni facciali.

Il Restylane e il collagene sono in realtà dei filler che aiutano a riempire le parti del viso che si abbassano o a riempire le labbra per renderle più lisce e più carnose. Anche questi non durano per sempre, ma l'effetto è immediato e può sicuramente migliorare il tuo viso in poche ore, non in giorni.

Sebbene l'invecchiamento sia una grazia, le tecniche facciali più avanzate dimostrano che è possibile avere un bell'aspetto anche quando gli anni passano.

SENO E PANCIA

Due degli interventi di chirurgia estetica più comuni oggi sono l'aumento del seno e l'addominoplastica.

Sebbene l'aumento del seno sia un intervento destinato principalmente alle donne, questo intervento non è riservato solo a loro. Molti uomini si rivolgono all'aumento dei pettorali per ottenere un aspetto più definito del petto e dell'addome.

Grazie all'inserimento di impianti di silicone sotto i muscoli del petto, il paziente maschio può iniziare a dare l'impressione di avere pettorali più grandi, non solo definiti, ma anche duri al tatto. Questo intervento viene spesso preso in considerazione quando l'esercizio fisico non ha migliorato il tono muscolare e c'è una storia familiare di minore definizione dei pettorali. In questi casi, l'intervento chirurgico è l'unica opzione per modificare la zona toracica dell'uomo.

Dato che le donne sono le principali pazienti dell'aumento del seno e dell'addominoplastica, ti spiegheremo i dettagli di entrambe le procedure, i rischi, i risultati e le modifiche possibili.

AUMENTO DEL SENO

Cambiare le dimensioni del proprio seno è una decisione molto difficile e personale. Molte volte questa decisione arriva dopo anni di dolori alla schiena o al collo nel caso di un seno troppo grande o dopo anni di scarsa autostima a causa di un petto piatto.

Inoltre, chi ha subito una mastectomia singola o doppia può scegliere la ricostruzione del seno per modificare l'aspetto del proprio petto e riportarlo a un aspetto più normale.

Altri motivi per cui si ricorre all'aumento del seno sono:

- Creare una simmetria nel seno
- Sollevare i seni cadenti

La maggior parte delle donne nasce con un seno più grande dell'altro, ma nel caso di quelle che presentano cambiamenti significativi, la mastectomia aiuta a risolvere definitivamente il problema.

Chi ha avuto figli o è invecchiato può optare per un lifting del seno che aiuta a portare il seno in una posizione più alta e più giovane.

Come in ogni intervento chirurgico, la paziente riceverà l'anestesia per la procedura e a quel punto verrà praticata un'incisione in una delle tre aree dell'addome:

- Sotto l'ascella
- Sotto il seno
- Lungo il bordo inferiore dell'areola

La scelta dell'incisione sarà determinata dalle dimensioni delle protesi che potrebbero essere utilizzate o dall'entità della riduzione del seno.

In una riduzione del seno, una parte del tessuto adiposo viene rimossa per aiutare a ridurre le dimensioni del seno, mentre in un aumento il chirurgo inserirà un impianto tra il tessuto mammario e la parete muscolare del torace.

Queste protesi possono essere in silicone o in soluzione salina, a seconda della sensazione e della scelta della paziente. Una volta posizionato l'impianto, l'incisione viene ricucita dopo un controllo accurato da parte del medico per verificarne la simmetria e la forma. A volte viene utilizzato un impianto più grande o più piccolo se l'aspetto finale non soddisfa gli obiettivi del chirurgo.

Alcuni chirurghi preferiscono posizionare l'impianto anche all'interno dei muscoli pettorali, in quanto in questo modo la protesi tenderà ad essere più solida, ma questo è un aspetto che la paziente dovrà discutere con il proprio medico.

Le protesi mammarie devono essere rimosse e sostituite di tanto in tanto, poiché non sono destinate a durare per sempre. Controlli regolari per verificare il posizionamento aiutano la paziente e il medico a rimanere soddisfatti dei risultati.

I risultati sono comunque immediati e, una volta che il gonfiore sarà diminuito, il seno sarà più definito di quanto non fosse prima dell'intervento.

TUMMY TUCKS

Se un paziente ha provato in tutti i modi a perdere peso intorno alla pancia, ma non riesce a liberarsi di una ruota di scorta, l'addominoplastica può essere l'intervento estetico dei suoi sogni. Aiutando a rimuovere il grasso in eccesso accumulato e a rassodare i muscoli addominali, questo intervento può aiutare sia gli uomini che le donne con una zona della pancia poco definita.

Prima di sottoporsi all'intervento, tuttavia, molti medici chiedono al paziente di cercare di perdere quanto più peso possibile per capire quanto lavoro sarà necessario. In alcuni casi, il paziente potrebbe non aver fatto tutto il possibile e potrebbe essere in grado di avere un ventre piatto senza un intervento chirurgico.

Tuttavia, soprattutto le donne hanno problemi con la pancia dopo le gravidanze, poiché il bambino può spingere contro la parete addominale e allentarla del tutto, causando un addome cadente che nessuna dieta o programma di esercizio può risolvere.

Il chirurgo praticherà una lunga incisione lungo la linea pubica sulla parte superiore delle cosce e sull'area pubica. Ci sarà anche un'incisione nell'ombelico. Il chirurgo entra quindi in azione per rassodare i muscoli, rimuovere il grasso e i tessuti in eccesso e richiudere l'area.

Al termine dell'intervento potrebbe verificarsi un gonfiore significativo per molto tempo. Questo è normale e si attenuerà. Dato che spesso si tratta di un intervento ambulatoriale, è bene ricordare che anche se potrai tornare a casa il giorno stesso, avrai bisogno di qualcuno che ti aiuti per un po' finché il dolore non si sarà attenuato.

Anche gli uomini possono sottoporsi all'addominoplastica se sono geneticamente predisposti all'accumulo di grasso nella zona dello stomaco. Questo intervento aiuta a ridurre il girovita e a creare un aspetto generale più equilibrato.

È importante ricordare che i risultati di un'addominoplastica possono essere sorprendenti, ma devono essere mantenuti con un regolare esercizio fisico e una dieta sana. Se il paziente torna al suo vecchio stile di vita che prevedeva un eccesso di calorie e uno stile di vita sedentario, la pancia più grande può tornare.

Sia con l'aumento del seno che con l'addominoplastica è possibile cambiare completamente la forma dell'addome, ma il suo mantenimento dipende da te.

COSA FARE CON LA LIPOSUZIONE

Anche se molte persone vorrebbero sbarazzarsi per sempre delle cellule di grasso in eccesso sul proprio corpo, non tutti sono i candidati ideali per la liposuzione. Sebbene l'intervento abbia proprio questo scopo, la maggior parte dei chirurghi vuole sapere se il paziente ha fatto tutto il possibile per liberarsi del grasso da solo.

Potrebbe esserti chiesto di seguire prima un rigido programma di perdita di peso per vedere fino a che punto il tuo peso può scendere entro un certo periodo di tempo. Ma la verità è che il nostro corpo continua a produrre cellule di grasso e alcune persone sono semplicemente geneticamente predisposte ad avere più cellule di grasso in determinate aree.

In ogni caso, devi essere a circa il 30% di distanza dal tuo peso ideale perché vuoi avere una pelle abbastanza elastica da rassodarsi dopo la rimozione delle cellule di grasso in eccesso. Se la tua pelle non è elastica, potresti avere problemi di protuberanze e increspature.

Non importa quanto si mettano a dieta e facciano esercizio fisico, potrebbero non riuscire a ridurre il loro corpo alla dimensione e alla forma che desiderano. L'unico modo per risolvere i problemi è aspirare le cellule di grasso dal corpo.

La liposuzione può essere eseguita su diverse parti del corpo e spesso viene utilizzata in combinazione con l'addominoplastica e altre procedure estetiche.

- Petto
- Guance
- Mento
- Collo
- Cosce
- Natiche
- Ginocchia
- Polpacci
- Interno cosce
- Caviglie
- Fianchi
- Addome
- Braccia superiori - zona tricipiti
- Schiena

Quando il grasso viene rimosso dalle sezioni del corpo, può essere semplicemente gettato via oppure può essere utilizzato per riempire altre aree del corpo: le iniezioni di grasso sono molto popolari per il viso per riempire linee e pieghe.

Anche le parti del corpo in cui viene completata la liposuzione verranno rimodellate durante il percorso. Dopo tutto, il tuo corpo ha bisogno di un po' di grasso per rimanere caldo e in salute. Pertanto, non devi aspettarti che tutte le cellule di grasso vengano rimosse.

La procedura inizia con l'anestesia, ovviamente, per rendere il paziente incosciente durante l'intervento, anche se spesso viene eseguita in regime ambulatoriale e si può tornare a casa il giorno stesso.

Il chirurgo praticherà una piccola incisione vicino all'area in cui avverrà la liposuzione, in un punto poco visibile in modo da lasciare una cicatrice minima. In questa incisione, inonda l'area con una soluzione liquida sterile. Questa soluzione aiuta a ridurre il trauma dell'area e il sanguinamento che potrebbe verificarsi.

Poi viene inserita una cannula nelle aree con un dispositivo simile a un bastone per rompere le cellule di grasso e il tessuto in modo da poterlo aspirare con un aspiratore chirurgico. Spesso la disgregazione del grasso viene effettuata con un apparecchio a ultrasuoni. Le onde aiutano a smuovere il grasso e a renderlo pronto per una facile estrazione. Il chirurgo si fermerà in diversi punti per vedere come sta cambiando la parte del corpo prima di decidere di rimuovere di più o di meno se i risultati sono buoni.

Sebbene questa procedura sia piuttosto semplice, ci sono diverse potenziali complicazioni. Alcune persone sono morte a causa di questo intervento, quindi devi essere consapevole degli effetti collaterali e dei risultati che potresti ottenere.

Le complicazioni possono includere

- Ritenzione massiccia di liquidi
- Ecchimosi
- dolore
- Asimmetria
- Grumi
- Pelle increspata
- Pelle floscia
- Grumi di grasso
- Cicatrici
- Sanguinamenti
- Danni ai nervi
- Infezione

Anche se il chirurgo potrebbe rimuovere tutto il grasso in eccesso che desideri, questa non sarà una soluzione definitiva ai tuoi problemi di peso, se ne hai. Dovrai mantenere la perdita di grasso seguendo una dieta adeguata e un piano di esercizio fisico.

Il corpo può produrre nuove cellule di grasso che possono riempire nuovamente l'area. E poiché potresti essere già predisposto ad aumentare il peso in quelle zone, potrebbe essere ancora più difficile eliminarlo al secondo tentativo.

Seguire il piano di cura del medico è sempre una buona idea, ma lo è ancora di più quando vuoi mantenere il tuo nuovo aspetto più snello.

Dopo l'intervento, dovrai indossare degli indumenti compressivi che ti aiuteranno ad alleviare il gonfiore e il dolore. In alcuni casi, potrebbe essere necessario inserire un drenaggio nell'area per eliminare il liquido in eccesso.

L'operazione è generalmente ambulatoriale, quindi potrai tornare a casa il giorno stesso, anche se, a seconda del luogo dell'intervento, avrai bisogno di qualcuno che ti accompagni a casa e che ti dia una mano.

Nel giro di qualche settimana, i risultati della liposuzione saranno visibili e pronti per essere apprezzati e condivisi.

UN AVVERTIMENTO

Dato che la liposuzione è un intervento di chirurgia estetica molto popolare, è anche probabile che venga pubblicizzata ed eseguita da persone che non sono altrettanto esperte nell'intervento stesso.

Per questo tipo di intervento devi rivolgerti solo a chirurghi qualificati e devi stare alla larga da chi ti offre tariffe scontate o ti propone di rimuovere tutto il grasso corporeo.

Inoltre, questo processo dovrebbe solo modificare leggermente la forma del tuo corpo, non togliere ogni grammo di grasso che hai. Un intervento di questo tipo causerebbe problemi al tuo corpo, poiché il grasso non solo funge da isolante, ma anche da cuscinetto per gli organi interni.

Rivolgiti a un chirurgo che non ti faccia grandi promesse di farti diventare "magro", per quanto allettante possa essere. Questo intervento è andato molto male per le persone che volevano che il chirurgo si limitasse a togliere il più possibile, con il risultato di asimmetrie nel corpo e un aspetto innaturale.

Inoltre, chi cerca di togliere troppo grasso può danneggiare il paziente internamente, provocando un'eccessiva emorragia e complicazioni post operatorie che si sarebbero potute evitare.

PREPARARSI PER L'INTERVENTO

Sebbene tu sia entusiasta di sottoporti a un intervento di chirurgia estetica, non è questo il momento di fare l'ultimo sforzo prima di un intervento di liposuzione o di andare a comprare vestiti di cinque taglie più piccoli.

È molto probabile che il tuo intervento sia molto più delicato e che tu debba prepararti in altri modi per questo giorno speciale. Oltre alle indicazioni del tuo medico, ecco alcune guide per preparare il tuo corpo e la tua mente all'intervento di chirurgia estetica che hai programmato.

PREPARAZIONE FISICA

Il tuo corpo sta per subire un intervento chirurgico importante, quindi non c'è da stupirsi se vuoi iniziare a prenderti cura di lui nel modo migliore possibile. Questi passaggi ti aiuteranno a velocizzare il processo di guarigione e a ridurre i tempi di recupero.

- Mangia pasti equilibrati
Questi pasti forniranno al tuo corpo sostanze nutritive che contribuiranno ad aumentare la capacità di autoguarigione dell'organismo, oltre a mantenere il tuo peso stabile in modo

da non aggiungere altre cellule di grasso al processo di liposuzione, ad esempio.

- Esercizio fisico regolare
Quando sei più attivo, anche il tuo sistema immunitario si allena. Questo ti aiuterà a mantenere i polmoni forti per l'anestesia e a rafforzare i muscoli per garantire una figura tonica e compatta.

- Assumi un multivitaminico
Con il permesso del tuo medico, inizia a prendere un multivitaminico per assicurarti di assumere le vitamine e i minerali di cui il tuo corpo ha bisogno. Assicurati che l'integratore non contenga erbe.

- Bevi molta acqua
L'intervento chirurgico è piuttosto impegnativo per il tuo corpo e potresti perdere una piccola quantità di sangue durante il processo. Per aiutare il tuo corpo a produrre in modo più efficiente, assicurati di mantenerti idratato nei giorni precedenti l'intervento.

- Non fumare
Il fumo non solo fa invecchiare la pelle e il corpo, ma può anche aumentare le probabilità di infezione e i tempi di recupero. Cerca di smettere prima dell'intervento o almeno di smettere nelle settimane precedenti l'intervento.

- Non bere

Come il fumo, anche il bere può accelerare il processo di invecchiamento e ridurre la capacità di guarigione del tuo corpo. Cerca di evitarlo il più possibile.

- Dormi a sufficienza
Anche questo ti aiuterà a potenziare le capacità di guarigione del tuo corpo il giorno prima e nelle settimane precedenti l'intervento.

Alcuni medici potrebbero prescriverti un regime di integratori: in questo caso, assicurati di seguire esattamente le istruzioni.

PREPARATIVI MENTALI

Mentre il tuo corpo è al centro della scena per l'intervento chirurgico, la tua mente dovrà affrontare i cambiamenti estetici prima e dopo che il chirurgo inizierà a praticare le incisioni.

Molte persone non si rendono conto che avere delle aspettative realistiche è una delle cose più importanti da fare. Devi assicurarti di essere pienamente consapevole di tre cose:

1. Il tuo corpo non sarà mai perfetto.
2. I risultati che hai in mente potrebbero non essere quelli reali.
3. Il tuo corpo non sarà mai lo stesso.

Riconoscendo la verità di queste affermazioni, non ti sveglierai chiedendoti: "Che diavolo ho appena fatto?".

Se non sei sicuro di cosa aspettarti, chiedi al tuo chirurgo di descriverti i risultati ragionevoli e di mostrarti le foto di come potresti apparire alla fine del recupero.

Ma oltre ad avere aspettative realistiche, devi anche considerare il fatto che il tuo viso o il tuo corpo non saranno più gli stessi. Per alcune persone si tratta di un adattamento significativo.

Ad esempio, se hai il naso della tua famiglia e ti sottoponi a una rinoplastica per sistemarlo, inizierai ad avere un aspetto diverso da tutti gli altri membri della tua famiglia. Ad alcune persone non piace l'idea di questo e potrebbero essere turbate alla fine dell'intervento quando se ne rendono conto.

Per aiutarti a superare questa fase di transizione, potresti parlare con un terapeuta prima e dopo l'intervento per risolvere i problemi che si presentano.

Anche dal punto di vista mentale, devi prepararti ai rigori della convalescenza. In molti casi, non ti sveglierai e sarai immediatamente bella e più magra. Il recupero può essere un processo lento e faticoso in cui non si vedono risultati per settimane o addirittura mesi.

Ricordandoti sempre quanto hai fatto e come apparirai alla fine, puoi assicurarti di superare il periodo di recupero con pazienza.

COLLABORARE CON IL MEDICO E GLI INFERMIERI

La persona più importante nel processo di preparazione è il team medico che ti seguirà in sala operatoria. Potrebbe essere utile che tu li conosca in anticipo e che tu prenda un ultimo appuntamento per esaminare tutte le domande che potresti avere o i dubbi che ti sono venuti in mente dopo aver programmato l'intervento.

Riceverai anche delle istruzioni preoperatorie che probabilmente consisteranno in:

- Non mangiare dopo la mezzanotte del giorno precedente l'intervento.

- Non bere dopo la mezzanotte del giorno precedente l'intervento.

- Chiedi informazioni su eventuali farmaci che stai assumendo e su come inserirli nel giorno dell'intervento.

- Togli lo smalto alle unghie o alle dita dei piedi prima dell'intervento: in questo modo il team potrà controllare l'ossidazione del polso e l'ossigenazione generale.

- Pulisci accuratamente l'area la sera prima e sotto la doccia la mattina prima dell'intervento con Hibiclens o qualcosa di simile.

Dovrai assicurarti di aver completato tutti i compiti prima del tempo, altrimenti l'intervento potrebbe essere rimandato a quando sarai in grado di seguire le indicazioni.

ALCUNI CONSIGLI

Se puoi, cerca di ottenere il primo orario di intervento della giornata, perché è meno probabile che venga rimandato e il chirurgo è spesso più fresco e sveglio di prima mattina. Inoltre, cerca di farti operare durante la settimana, perché è il periodo in cui lavorano i medici più esperti. Il fine settimana, invece, è occupato dagli specializzandi e dai tirocinanti.

CAMBIAMENTI DOPO L'INTERVENTO

Una volta superato l'intervento di chirurgia estetica, iniziano i veri cambiamenti. Dopo aver posizionato le nuove parti e aver ricucito le incisioni, devi concentrarti sulla corretta e rapida guarigione del tuo corpo. Dopo tutto, vuoi che gli altri vedano quanto sei bello ora.

La buona notizia è che la maggior parte degli interventi di chirurgia estetica prevede incisioni più piccole, il che significa tempi di guarigione più brevi. Spesso puoi tornare a casa il giorno stesso dell'intervento e iniziare il processo di recupero.

Altri potrebbero aver bisogno di un altro giorno in ospedale prima di poter essere dimessi: per aiutare entrambi i potenziali pazienti, ecco alcune cose da tenere a mente.

TORNARE A CASA

Quando ti sottoponi a semplici interventi al viso, potresti non aver bisogno di rimanere per un'ora dopo il completamento dell'intervento. Potrai semplicemente uscire e cominciare ad affrontare il mondo con il tuo nuovo aspetto. Esempi di questo tipo di procedure sono il resurfacing cutaneo e il Botox.

Altre procedure potrebbero richiedere una permanenza di qualche ora per monitorare i livelli di dolore e il cuore, ma poi potrai tornare a casa. Il personale medico vuole solo assicurarsi che tu non abbia complicazioni che richiedano la loro attenzione.

Non sarà mai abbastanza chiaro che tutte le istruzioni post-operatorie che il chirurgo e il personale infermieristico ti daranno dovranno essere seguite esattamente. Potrebbe essere necessario cambiare le bende in determinati periodi di tempo o assumere antibiotici per prevenire le infezioni.

Se non segui il protocollo per la tua dimissione, non solo potresti andare incontro a gravi complicazioni, ma i risultati dell'intervento potrebbero anche essere compromessi.

Se il tuo chirurgo ti ha consigliato di assentarti dal lavoro, è bene che tu chieda questo periodo di ferie con largo anticipo rispetto all'intervento. Se il processo di recupero dovesse essere più rapido, potrai sempre tornare prima.

Ecco alcuni consigli per tornare a casa dopo un intervento chirurgico:

- Tieni qualcuno con te per le prime 24 ore per valutare il tuo dolore e per controllare eventuali problemi. Potresti avere problemi ad alzarti e a muoverti per un po', quindi questa persona può aiutarti a tenerti compagnia e ad assicurarsi che tu stia bene.

- Predisponi un luogo in cui tu possa sederti e riposare: l'intervento chirurgico può richiedere molto tempo. Che sia la tua camera da letto o il divano del soggiorno, tieni a portata di mano coperte, liquidi e qualsiasi altra cosa che possa aiutarti a sentirti più a tuo agio.

- Raccogli tutto ciò di cui potresti aver bisogno prima di tornare a casa: prescrizioni mediche, apparecchi ortodontici, ecc. In questo caso il tuo amico o il tuo coniuge ti saranno utili quando ti accompagneranno a casa. Potranno aiutarti a raccogliere tutto ciò di cui hai bisogno, come prescritto dal medico.

- Mangia cibi leggeri all'inizio - Dato che l'anestesia può disturbare lo stomaco di alcuni, potresti voler evitare pasti abbondanti per un giorno o due, finché non ti sentirai un po' più normale. Assicurati di bere molta acqua per mantenere la digestione del tuo corpo in movimento.

- Prendi gli antidolorifici secondo il calendario che ti è stato dato: anche se non senti dolore, mantenere gli antidolorifici in circolo ti aiuterà nel caso in cui il dolore si ripresenti o ricominci. Se lo stomaco ti dà fastidio quando le prendi, prova a prenderle con un po' di cibo o di latte (a meno che il medico non ti abbia detto diversamente).

Tieni presente che potresti non sentirti molto bene per un giorno o due, ma questo è normale. Tuttavia, se noti segni come questi, devi chiamare immediatamente il tuo medico o il suo ufficio:

- Se hai la febbre a più di 100 gradi Fahrenheit
- Se non riesci a urinare
- Se provi un forte dolore
- Se le incisioni sembrano infette - pus, odore, ecc.
- Se hai un'emorragia

Non lasciare il centro chirurgico prima di aver ottenuto i numeri di telefono dell'infermiera, del medico e di chiunque altro possa aiutarti in caso di domande o dubbi.

CENTRI DI RECUPERO DI ALTO LIVELLO

Alcune persone hanno bisogno di rimanere nel centro chirurgico per un giorno o due per riprendersi. Potrebbero non avere qualcuno che stia con loro a casa, quindi il soggiorno nel centro di recupero è un'opzione migliore per assicurarsi che stiano abbastanza bene da tornare a casa da soli.

Molte altre strutture di chirurgia estetica includono questi centri di recupero di alto livello come parte dei loro standard di cura. Con stanze che sembrano più simili a camere d'albergo che a letti d'ospedale, riceverai comunque assistenza 24 ore su 24, ma in un ambiente tranquillo.

Alcune persone apprezzano l'assistenza di questi centri di recupero anche perché riducono notevolmente il rischio di infezioni provenienti da fonti esterne, consentendo anche un po' di privacy a chi non vuole che tutti sappiano che ha subito un intervento estetico.

Alcuni centri di recupero offrono anche servizi aggiuntivi per accelerare la guarigione. Grazie a servizi come combinazioni specifiche di pillole per il dolore, unguenti e creme per ridurre al minimo le cicatrici nei punti di incisione, non solo riceverai un'attenzione personalizzata, ma anche la cura che il tuo corpo merita.

PROSPETTIVE A LUNGO TERMINE PER IL TUO INTERVENTO

Per la maggior parte dei pazienti, la chirurgia estetica offre un modo per cambiare il proprio corpo in modo sicuro. Sebbene possa esserci un po' di dolore iniziale, per la maggior parte dei pazienti questo si attenuerà nel giro di pochi giorni e le normali attività potranno riprendere nel giro di qualche settimana.

Se hai preparato il tuo corpo all'intervento e il tuo chirurgo è bravo, vedrai dei cambiamenti significativi nel tuo corpo nel giro di un paio di giorni o di un paio di mesi. Spesso molti di questi cambiamenti durano per tutta la vita, mentre altri potrebbero richiedere un aggiustamento nel giro di qualche anno.

DOMANDE E RISPOSTE

La chirurgia estetica può far sorgere centinaia di domande a chi la prende in considerazione, e questo è un bene. Ma per ogni domanda che hai, dovresti anche avere a portata di mano una risposta che ti aiuti a fugare le tue paure. È solo con la conoscenza che puoi prendere le decisioni migliori per il tuo corpo.

L'INTERVENTO FARÀ MALE?

Questa è la domanda più comune che i chirurghi plastici si sentono rivolgere quando un paziente entra nel loro studio. Ed è una buona domanda. Ma la risposta varia da persona a persona.

Alcune persone hanno per natura un'alta tolleranza al dolore, quindi il dolore dopo l'intervento potrebbe non sembrare così grave. Ma per altri potrebbe essere un po' più difficile.

Per ridurre al minimo il dolore, chiedi al tuo chirurgo quali sono le dimensioni delle incisioni che verranno praticate nel tuo corpo. In genere, più piccola è l'incisione, minore sarà il dolore. Inoltre, chiedi al tuo chirurgo il sistema di gestione del dolore che utilizzerà una volta uscito dall'intervento. In genere ti verranno somministrati degli antidolorifici per via orale e ti verrà data una ricetta da compilare una volta tornato a casa. Assicurati di prendere queste pillole come indicato per prevenire il dolore: è più facile prevenire il dolore che gestirlo quando è già troppo forte.

QUANDO SPARIRANNO I LIVIDI E IL GONFIORE?

Per la maggior parte delle persone, il problema principale dopo l'intervento è il gonfiore e i lividi post-operatori. Il tuo corpo ha vissuto un'esperienza traumatica, quindi è normale. Per ovviare a questo problema, devi assicurarti di indossare tutti gli indumenti di sostegno che ti sono stati indicati, oltre a usare ghiaccio e farmaci antinfiammatori per aiutare il gonfiore. Ognuno di noi guarisce dalle contusioni a ritmi diversi, quindi è necessario avere un po' di pazienza in questa fase della guarigione.

COSA SUCCEDE SE SONO ALLERGICO AL LATTICE?

Chi è allergico al lattice non deve preoccuparsi di avere una reazione. La maggior parte dei centri di chirurgia estetica dispone di una sala operatoria priva di lattice dove potrai stare comodo e al sicuro da eventuali reazioni.

QUANTE PROCEDURE POSSO FARE IN UNA VOLTA SOLA?

La risposta a questa domanda è un po' complicata perché dipende dagli interventi che vuoi fare e dalla loro complessità. In molti casi, si consiglia di eseguire gli interventi contemporaneamente, in quanto ciò limita l'esposizione all'anestesia e la possibilità di infezioni. Dopotutto, è sempre meglio fare un'unica incisione anziché diverse.

Parla con il tuo medico delle procedure che desideri effettuare e potrai concordare un programma sano per il tuo corpo e per i risultati che desideri ottenere alla fine.

QUANTO DURERANNO I MIEI RISULTATI?

I risultati dell'intervento possono durare anni in alcuni casi, mesi in altri. Anche in questo caso, tutto dipende dal tipo di intervento e dall'entità dello stesso. Le protesi iniettabili, ad esempio, durano solo pochi mesi perché il tuo corpo riassorbe i filler e li disperde nell'organismo. Le protesi mammarie durano anni, ma alla fine dovranno essere sostituite o reinserite a causa dei cambiamenti del corpo.

Altri risultati dipendono dalla tua capacità di mantenere un peso sano, poiché l'elasticità della pelle può causare problemi alle procedure di rimodellamento. Se la pelle viene stirata troppo, i risultati possono apparire innaturali.

QUANTO TEMPO PRIMA DI POTER FARE ESERCIZIO FISICO?

Per la maggior parte delle persone, il pensiero dell'esercizio fisico non viene subito in mente, soprattutto dopo un intervento chirurgico. Ma quando hai subito un intervento abbastanza piccolo e ti senti abbastanza bene da poter camminare, potresti voler sapere se puoi allenarti mentre guarisci, migliorando solo il tuo aspetto. La regola generale è che non dovresti fare esercizio fisico se sei stato operato al naso o sotto il mento fino alla prima visita di controllo. A questo appuntamento, il medico potrà esaminare i risultati e dirti se le cose stanno guarendo correttamente.

In molti casi, ci vorranno dalle quattro alle sei settimane, a volte solo due, prima che tu possa tornare a fare attività fisica. Naturalmente, se riesci a rimanere attivo, è fantastico: non c'è bisogno di stare seduti se ti senti bene. Basta che tu stia lontano dagli esercizi ad alto impatto fino all'approvazione del tuo medico.

AVRÒ UN ASPETTO NATURALE?

Se hai scelto un chirurgo di qualità, è molto probabile che i risultati dell'intervento siano naturali, anche se emergerà una versione naturale e migliorata di te stesso. L'aspetto naturale dipenderà anche da ciò che dirai al chirurgo durante le consultazioni e le visite. Se una donna chiede delle protesi mammarie estremamente grandi, ad esempio, non avrà un aspetto naturale se il suo corpo non è proporzionato alle protesi. Devi essere ragionevole riguardo alla struttura del tuo corpo e anche riguardo a ciò che ti sta bene per te e per la tua età. Cercare di cancellare ogni ruga, ad esempio, sembrerà un po' fuori luogo. Inoltre, le iniezioni come il Botox possono essere esagerate fino al punto di non avere alcuna espressione facciale.

COSA SUCCEDE SE I RISULTATI NON MI PIACCIONO?

Se non sei soddisfatto dei risultati ottenuti, parlane con il tuo chirurgo. Potrebbe essere in grado di aiutarti con ulteriori procedure che potrebbero portare il tuo corpo alla giusta forma o struttura che desideri. Nella maggior parte dei casi, tuttavia, il fatto che i risultati non ti piacciano potrebbe essere dovuto ad aspettative troppo alte. Non avrai un aspetto perfetto fin dall'inizio, o forse mai. Tuttavia, dopo la guarigione, inizierai a vedere i miglioramenti del tuo corpo e questo dovrebbe renderti soddisfatto.

Se i risultati dell'intervento dovessero presentare dei problemi gravi (pelle flaccida, fossette, infezioni, ecc. - parlane immediatamente con il tuo chirurgo per vedere se c'è qualcosa che si può fare.